I0489081

Alimentazione del bambino nel primo anno di vita

... dal latte in poi ...
impariamo a costruire
insieme una dieta sana
per i vostri bambini.

Vincenzo Stile

medico pediatra

Copyright © 2016 Vincenzo Stile

Tutti I diritti sono riservati.

ISBN:**1535298014**
ISBN-13: **978-1535298018**

A tutti i bimbi che ho tirato su
e a tutti i genitori che li tirano su
che sono e sono stati
la mia vita di pediatra...

Introduzione

Lo svezzamento è un periodo durante il quale il lattante passa da un'alimentazione contenente esclusivamente latte, materno o vaccino, a un'alimentazione che comprende anche i cibi solidi, introdotti con le pappe.

E' un periodo particolare, che tutti i genitori vivono con tanta emozione, come tutte le tappe che attestano l'evoluzione del loro bambino, giorno per giorno.

Trent'anni che faccio il pediatra, quanti bambini avrò svezzato? Certamente alcune migliaia!

Questi consigli alimentari sono quelli che io do da tutti questi anni, basati su tutta la mia esperienza professionale.

Non condivido la tendenza di non dare liste e tempi, essenzialmente per **motivi pedagogici**, cioè di insegnamento. Infatti ritengo comunque utile proporre una guida sui modi e sui tempi di introduzione degli alimenti perché penso che **i genitori debbano essere condotti per mano alla costruzione della dieta.** Oggigiorno infatti gli errori dietetici, l'abbinamento sbagliato dei cibi, il cibo spazzatura, sono sulle tavole di tutte le famiglie, ed è giusto secondo me durante lo svezzamento di un bambino, per i genitori imparare a costruire una dieta corretta, che rispetti i principi di un'alimentazione mediterranea e sana, e possa di conseguenza apportare benessere al bambino da svezzare e a tutta la famiglia, perché **la dieta del bambino alla fine sarà la dieta di tutta la famiglia**.

Alcune cose sembreranno poco di moda o abbastanza particolari, ma tant'è: ognuno di noi è diverso professionalmente, ma tutto ciò che riproduco e rifaccio negli anni viene dall'esperienza fatta sul campo, e dall'aver visto tanti genitori contenti che il loro bambino sia cresciuto bene.

In questo libro sono presentati schemi e ricette per l'alimentazione dei bambini dal 4° al 12° mese che sono stati alimentati solo con latte materno o latte vaccino artificiale in formula, e che non hanno mostrato intolleranza o allergia ad esso. Se il vostro bambino è alimentato con un tipo di latte antiallergico, perché ha avuto reazioni al latte vaccino artificiale in polvere o liquido, allora questi schemi non vanno applicati.

Vincenzo Stile

Pediatra

laureato in Medicina e Chirurgia nel 1983 preso la Prima Facoltà di Medicina e Chirurgia dell'Università di Napoli Federico II e Specialista in Pediatria dal 1987, presso questa stessa Università. Ha lavorato presso la Clinica Pediatrica dell'Università di Napoli, e dal 1987 è Pediatra di base dell'ASL Salerno a Nocera Inferiore (SA, Italy).

Quando iniziare ...
... cosa bisogna considerare ...

Quando iniziare:

Io ritengo che si possa incominciare lo svezzamento dal 4° mese compiuto, senza problemi, anche se da molti si suggerisce di farlo iniziare dal 6° mese compiuto.

Inoltre, spesso ci sono delle condizioni che possono suggerire di iniziare al 4° mese che riguardano sia il bambino che la madre. Io di solito faccio iniziare al 4° mese lo svezzamento nei seguenti casi:

- bambino che ha già raddoppiato il peso della nascita (kg 6,5 – 7),
- bambino che mostra scarso interesse al biberon anche se cresce bene,
- bambino allattato al seno che ha rallentato la crescita a causa del latte materno insufficiente. In

questo caso voglio cercare di mantenere l'allattamento materno, soprattutto quando la mamma è motivata, e scelgo di inserire una pappa, piuttosto che passare al latte adattato e correre il rischio che l'allattamento materno venga abbandonato dal bambino, perché magari si trova meglio a succhiare il biberon,

- quando la madre deve tornare al lavoro alla fine del periodo di congedo obbligatorio e per motivi di distanza del posto di lavoro dalla propria abitazione non è possibile sfruttare i permessi per l'allattamento. In questo caso è preferibile inserire una pappa piuttosto che il latte adattato, e mantenere negli altri pasti l'allattamento materno

- in tutti gli altri casi in cui la donna torna a lavorare e non riesce a conciliare l'allattamento al seno con il lavoro (meno male che c'è, se c'è). Infatti non tutte hanno la possibilità, per motivi sociali, di vivere l'allattamento materno esclusivo fino ai sei mesi. In questi casi, rispettare le donne significa soprattutto non farle sentire in colpa, quando nello svolgimento del ruolo di madre non sono supportate da strutture sociali che le aiutano nel ruolo di madre che lavora. Introdurre una pappa a metà giornata serve a mantenere la mamma calma e tranquilla e anche a mantenere l'allattamento al seno per più tempo. Perché quando si torna a casa l'unica cosa da fare subito e l'unica voglia di mamma e neonato è allattare.

Gli schemi che vengono presentati partono quindi dal 4° mese compiuto.

Nel caso si inizi dopo il 4° mese, gli schemi vanno seguiti nello stesso ordine, cioè si inizia con quello del 4° mese cambiandoli ogni mese, eliminando però quello del 5° mese e passando direttamente da quello del 4° a quello del 6°.

In pratica fare prima lo schema 4° mese e poi quello del 6° quindi gli altri.

Gli integratori ...
... cosa è necessario...

Gli integratori:

Di solito faccio continuare la somministrazione di un polivitaminico contenente almeno 200-400 unità di **Vitamina D**, che faccio iniziare al 1° mese e terminare al compimento del 12° mese, e che suggerisco di dare prima del primo pasto della giornata,.

Al 4° mese aggiungo un integratore contenente 10 mg di **ferro** da continuare fino al 10° mese, da somministrare prima del pasto di mezzogiorno.

Dal compimento del 4° mese...
...dal latte in poi...

Dieta
dal compimento
del 4° mese:

Inizio divezzamento:

I pasti nella giornata potranno essere 4 o 5. Di di tutti questi, solo quello di mezzodì, in genere il secondo, deve essere costituito da una pappa, mentre tutti gli altri, a partire dal primo, devono essere costituiti dal latte, esempio:

latte – pappa – latte – latte – (latte)

il quinto è tra parentesi, perché non tutti i bimbi lo fanno.

Per quanto riguarda i pasti a base di latte potranno essere costituiti da:

• latte materno

oppure

• da 210 a 240 cc di latte adattato (quelli col numero 1, oppure quelli adatti da 0 a 12 mesi). Ad esso potranno essere aggiunti 1-2 cucchiaini di crema di riso o di biscotto granulato senza glutine e uovo, a poppate alterne.

La pappa di mezzodì va fatta tra le ore 11 e le 13, e deve essere preparata rispettando lo schema settimanale che viene indicato di seguito. Ci vuole calma e pazienza, e, se il bambino rifiuta non bisogna insistere, ma fermarsi e ritentare dopo una settimana:

prima settimana:

- crema di riso: 4-6 cucchiai rasi in

- 200 - 250 cc di brodo vegetale

- un cucchiaino di olio extravergine d'oliva (da 5ml, quello con cui date la pappa).

Per preparare il brodo vegetale, aggiungere ad un litro di acqua, una carota, un pomodoro pelato, una zucchina, una patata, bollire per un'ora e poi colare in un passino, senza aggiungere sale e senza passare le verdure ovviamente.

seconda settimana:

aggiungere alla crema di riso in brodo vegetale un liofilizzato di carne: cominciare con quello di agnello, prima metà e poi intero, aumentando a poco a poco durante la settimana.

terza settimana

- subito dopo la pappa, alla fine del pasto, somministrare: mezza mela grattugiata od omogenizzata in casa

oppure

• omogenizzati di frutta in vasetto

Dopo la terza settimana, si potrà scegliere tra gli alimenti sottoelencati dandone uno nuovo ogni tre-quattro giorni:

• cereali: oltre alla crema di riso: crema di mais e tapioca, pastina   (2 cucchiai rasi)

• liofilizzati: oltre l'agnello: tutti i tipi di carne tranne il pesce

• frutta: oltre la mela: pera, banana, succo d'arancia.

Lo scopo di costruire la pappa passo passo è sia quello di far abituare piano piano il   bambino alla diversità degli alimenti, sia quello di identificare se qualche alimento non viene tollerato, eliminandolo e sostituendolo con un altro della stessa categoria, cioè un cereale con un altro cereale, un tipo di carne con un altro tipo di carne, e un tipo di frutta con un altro tipo di frutta.

Dal compimento del 5° mese...

...la seconda pappa...

Dieta
dal compimento
del 5° mese

I pasti potranno essere 4 o 5, così ripartiti:

mattino:

• latte materno

oppure

• da 210 a 240 cc di latte adattato, ad esso potranno essere aggiunti 1-2 cucchiaini di crema di riso o di biscotto granulato, mattino e sera.

mezzogiorno:

• crema di riso o crema di mais e tapioca :4-6 cucchiai rasi

oppure

• pastina   2 cucchiai rasi

• 200-250 cc di brodo vegetale con passato di verdure. Nel brodo vegetale: aggiungere alle verdure del mese precedente, anche **legumi (un pugnetto di lenticchie, fagioli)**, lattuga, spinaci e altre verdure di stagione .

oppure:

• la pastina potrà essere preparata anche con pomodoro pelato, passato e bollito in un tegame

in entrambi i casi aggiungere nel piatto così preparato

• un cucchiaino di olio extravergine d'oliva (da 5ml, quello con cui date la pappa)

• un liofilizzato oppure un omogenizzato di carne in vasetto

• subito dopo, cioè alla fine del pasto, somministrare della frutta naturale (mela, pera, banana, succo di arancia), grattugiata od omogenizzata in casa , oppure omogenizzati di frutta in vasetto.

pomeriggio:

• latte come al mattino

oppure

• in caso di allattamento non materno, frullato (latte come al mattino al quale va aggiunto mezzo frutto e 1 cucchiaino di biscotto)

oppure

• yogurt : 1 e mezzo (quelli normali).

sera:

- crema di riso o di mais e tapioca; 4-6 cucchiai rasi oppure pastina   2 cucchiai

- in 200-250 cc di brodo vegetale colato

- più olio extra vergine d' oliva (1 cucchiaino da 5 ml)

- più 2 cucchiai di parmigiano **oppure**   1 formaggino in vasetto

- frutta come a mezzogiorno

Eventualmente nella tarda serata avesse ancora fame può essere somministrato latte come al mattino.

Dal compimento
del 6° mese...
... i passati misti...

Dieta dal compimento del 6° mese

I pasti potranno essere 4 o 5, così ripartiti:

mattino:

- latte materno

oppure

- da 210 a 240 cc di latte di seguito (quelli con il numero 2 oppure alcuni tipi che sono validi per tutto il primo anno di vita), ad esso potranno essere aggiunti 1-2 cucchiaini di crema di riso o di biscotto granulato.

mezzogiorno:

- pastina   (2 cucchiai) **oppure** crema multi-cereali, **o** semolino   (4-6 cucchiai rasi),

- in 200-250 cc di brodo vegetale (nel brodo vegetale: aggiungere anche **legumi** (un pugnetto di lenticchie, fagioli, **più piselli**), lattuga, spinaci e altre verdure di stagione)

- **più *2-3 cucchiai di* passato di verdure miste (quelle stesse usate per preparare il *brodo)* .**

oppure

- con pomodoro pelato, passato e bollito

in tutti i casi aggiungere:

- 1 cucchiaino di olio extravergine di oliva

- un liofilizzato oppure un omogenizzato di carne da 80 grammi

alla fine del pasto somministrare:

- frutta (mela, pera, banana, succo di arancia)

pomeriggio:

- latte come al mattino

oppure

- in caso di allattamento non materno: frullato (latte come al mattino al quale va aggiunto mezzo frutto e 1 cucchiaino di biscotto)

oppure

- yogurt : 1 e mezzo (quelli normali)

sera:

- pastina o semolino o crema multi-cereali o crema di riso o di mais e tapioca: 4-6 cucchiai rasi,

- in 200-250 cc di brodo vegetale colato, si possono aggiungere 2 cucchiai di parmigiano , oppure 1 formaggino in vasetto

- olio extra vergine di oliva (1 cucchiaino da 5 ml)

- frutta

Eventualmente a tarda sera avesse ancora fame può essere somministrato latte come al mattino.

Dal compimento
del 7° mese...
...i passati di verdure singole...

Dieta dal compimento del 7° mese

I pasti potranno essere 4 o 5, così ripartiti:

mattino:

- latte materno

oppure

- da 210 a 240 cc di latte di seguito (quelli con il numero 2 oppure alcuni tipi che sono validi per tutto il primo anno di vita), ad esso potranno essere aggiunti 1-2 cucchiaini di crema di riso o di biscotto granulato.

mezzogiorno:

- pastina (2 cucchiai) **oppure** crema multi-cereali, **o** semolino (4-6 cucchiai rasi)

- in 200-250 cc di brodo vegetale (nel brodo vegetale aggiungere anche tutti i **legumi** (un pugnetto di lenticchie, fagioli, piselli **più ceci**), lattuga, spinaci e altre verdure di stagione),

- aggiungere 2-3 cucchiai di passato di verdure miste (quelle stesse usate per preparare il brodo)

- o passati di verdure singole preparate da sole, cioè bollite a parte: o solo patate, o carote, o fagiolini, o carciofini, o zucchine o fagioli, o lenticchie, o zucca etc.)

oppure

- con pomodoro pelato, passato e bollito

in tutti i casi aggiungere:

- 1 cucchiaino di olio extravergine di oliva

- un liofilizzato **oppure** un omogenizzato di carne da 80 grammi oppure **carne fresca omogenizzata in casa 50-60 grammi**

alla fine del pasto somministrare:

- frutta (mela, pera, banana, succo di arancia, **albicocca, pesca**)

pomeriggio:

- latte come al mattino

oppure

- in caso di allattamento non materno: frullato (latte come al mattino al quale va aggiunto mezzo frutto e 1 cucchiaino di biscotto)

oppure

yogurt : 1 e mezzo (quelli normali), merenda pastorizzata di yogurt e frutta, o formaggio e frutta o dessert al frutta.

sera:

- pastina o semolino o crema multi-cereali o crema di riso o di mais e tapioca: 4-6 cucchiai rasi,

- in 200-250 cc di brodo vegetale colato , + olio extra vergine di oliva (1 cucchiaino da 5 ml)

- si possono aggiungere: 2 cucchiai di parmigiano, oppure 1 formaggino in vasetto o **1 formaggino Mio, oppure due fette di prosciutto cotto omogeneizzato in casa**

- frutta

Eventualmente a tarda sera avesse ancora fame può essere somministrato latte come al mattino.

Dal compimento dell' 8° mese...
...il tuorlo d'uovo...

Dieta
dal compimento
dell' 8° mese

I pasti potranno essere 4 o 5, così ripartiti:

mattino:

- latte materno

oppure

- da 210 a 240 cc di latte di seguito (quelli con il numero 2 oppure alcuni tipi che sono validi per tutto il primo anno di vita), ad esso potranno essere aggiunti 1-2 cucchiaini di crema di riso o di biscotto granulato.

mezzogiorno:

- pastina (2 cucchiai) *oppure* crema multi-cereali, **o** semolino   (4-6 cucchiai rasi)

- in 200-250 cc di brodo vegetale (nel brodo vegetale aggiungere anche tutti i legumi (un pugnetto di lenticchie, fagioli, piselli più ceci), lattuga, spinaci e altre verdure di stagione),

- aggiungere passato di verdure miste (quelle stesse usate per preparare il brodo, 2-3 cucchiai) od omogenizzate (nei vasetti)

45

- oppure aggiungere passati di verdure singole, preparate da sole, cioè bollite a parte: o solo patate, o carote, o fagiolini, o carciofini, o zucchine o fagioli, o lenticchie, o zucca etc.)

oppure

- con pomodoro pelato, passato e bollito

in tutti i casi aggiungere:

- 1 cucchiaino di olio extravergine di oliva

- un liofilizzato **oppure** un omogenizzato di carne da 80g oppure carne fresca omogenizzata in casa: 50-60 grammi

alla fine del pasto somministrare:

- frutta (mela, pera, banana, succo di arancia, **albicocca, pesca**)

pomeriggio:

- latte come al mattino

oppure

- in caso di allattamento non materno: frullato (latte come al mattino al quale va aggiunto mezzo frutto e 1 cucchiaino di biscotto)

oppure

- yogurt : 1 e mezzo (quelli normali), merenda pastorizzata di yogurt e frutta, o formaggio e frutta   o dessert al latte, o 2 Fruttolo piccoli o 1 grande

sera:

- pastina o semolino o crema multi-cereali o crema di riso o di mais e tapioca: 4-6 cucchiai rasi

- in 200-250 cc di brodo vegetale colato

- aggiungere olio extra vergine di oliva (1 cucchiaino da 5 ml)

- si possono aggiungere: 2 cucchiai di parmigiano, oppure 1 formaggino in vasetto o **2** formaggini Mio **o uno Tigre,** oppure due fette di prosciutto cotto omogeneizzato in casa

oppure

- **tuorlo d'uovo alla coque** (si mette un pentolino con acqua su un fornello, si accende la fiamma e si aspetta l'ebollizione. Quando essa inizia immergere l'uovo e aspettare 3 minuti, poi toglierlo. L'albume si sarà solidificato e il tuorlo rimarrà liquido, rompere il guscio e far colare il tuorlo). Lo si può dare prima della pastina da solo, oppure mischiato ad essa e a un po di acqua cottura o un po di brodo, **max 2 volte a settimana.** Si raccomanda che l'uovo sia comprato nei normali circuiti commerciali e non sia proveniente da un pollaio familiare non sottoposto a controlli sanitari.

- frutta.

Eventualmente verso mezzanotte avesse ancora fame può essere somministrato latte come al mattino.

Dal compimento del 9° mese...

...il pesce...

Dieta
dal compimento
del 9° mese

I pasti potranno essere 4 o 5, così ripartiti:

mattino:

- latte materno

oppure

- da 210 a 240 cc di latte di seguito (quelli con il numero 2 oppure alcuni tipi che sono validi per tutto il primo anno di vita), ad esso potranno essere aggiunti 1-2 cucchiaini di crema di riso o di biscotto granulato.

mezzogiorno:

- pastina (2 cucchiai) *oppure* crema multi-cereali, **o** semolino (4-6 cucchiai rasi)

- in 200-250 cc di brodo vegetale (nel brodo vegetale aggiungere anche tutti i legumi (un pugnetto di lenticchie, fagioli, piselli più ceci), lattuga, spinaci e altre verdure di stagione),

- aggiungere passato di verdure miste (quelle stesse usate per preparare il brodo, 2-3 cucchiai) od omogenizzate (nei vasetti)

- o passati di verdure singole preparate da sole, cioè bollite a parte: o solo patate, o carote, o fagiolini, o carciofini, o zucchine o fagioli, o lenticchie, o zucca etc.)

oppure

- con pomodoro pelato, passato e bollito

- in tutti i casi aggiungere:

- 1 cucchiaino di olio extravergine di oliva

- un omogenizzato di carne da 80 grammi oppure carne fresca omogenizzata 50-60 grammi

oppure

- **pesce:** sogliola o merluzzo, 200 grammi circa di prodotto fresco e intero, bollito, spinato e omogenizzato in casa con un po di olio, un po di acqua di cottura e un pochino di patata lessa presa dal brodo vegetale. Si possono somministrare gli **omogenizzati di pesce** già preparati, che si trovano in commercio.

alla fine del pasto somministrare:

- frutta (mela, pera, banana, succo di arancia, **albicocca, pesca**)

pomeriggio:

- latte come al mattino

oppure

- in caso di allattamento non materno: frullato (latte come al mattino al quale va aggiunto mezzo frutto e 1 cucchiaino di biscotto)

oppure

- yogurt : 1 e mezzo (quelli normali), merenda pastorizzata di yogurt e frutta, o formaggio e frutta o dessert al latte, o 2 Fruttolo piccoli o 1 grande

sera:

- pastina o semolino o crema multi-cereali o crema di riso o di mais e tapioca: 4-6 cucchiai rasi,

- in 200-250 cc di brodo vegetale colato

- aggiungere olio extra vergine di oliva (1 cucchiaino da 5 ml)

- si possono aggiungere: 2 cucchiai di parmigiano, oppure 1 formaggino in vasetto o **2** formaggini Mio, oppure uno Tigre, **oppure due cucchiai di ricotta o robiola o crescenza o Philadelphia Light,** oppure due fette di prosciutto cotto omogeneizzato in casa

oppure

- uovo alla coque, solo tuorlo, max 2 volte a settimana.

- frutta.

Eventualmente verso mezzanotte avesse ancora fame può essere somministrato latte come al mattino.

Dal compimento del 12° mese...

...il sale e poi...

Dieta dal compimento del 12° mese

I pasti potranno essere 4 o 5, così ripartiti

mattino:

- **latte di mucca intero più due biscotti**

mezzogiorno:

- pastina   (2 cucchiai) *oppure* crema multi-cereali, **o** semolino   (4-6 cucchiai rasi)

- in 200-250 cc di brodo vegetale (nel brodo vegetale aggiungere anche tutti i   legumi (un pugnetto di lenticchie, fagioli, piselli più ceci), lattuga, spinaci e altre verdure di stagione),

- aggiungere passato di verdure miste (quelle stesse usate per preparare il brodo, 2-3 cucchiai) od omogenizzate (nei vasetti)

- o passati di verdure singole preparate da sole, cioè bollite a parte: o solo patate, o carote, o fagiolini, o carciofini, o zucchine o fagioli, o lenticchie, o zucca etc.)

oppure

- con pomodoro pelato, passato e bollito

- in tutti i casi aggiungere:

- 1 cucchiaino di olio extravergine di oliva, **un pizzico di sale**

- un omogenizzato di carne da 80g oppure carne fresca omogenizzata 50-60 grammi

oppure

- **pesce fresco (sogliola o merluzzo 150 grammi circa) o omogenizzato**

alla fine del pasto somministrare:

- frutta (mela, pera, banana, succo di arancia, **albicocca, pesca**)

pomeriggio:

- latte come al mattino

oppure

- frullato (**latte di mucca intero** al quale va aggiunto mezzo frutto e 1 cucchiaino di biscotto)

oppure

- yogurt : 1 e mezzo (quelli normali), o merenda pastorizzata di yogurt e frutta, o formaggio e frutta   o dessert al latte, o 2 Fruttolo piccoli o 1 grande

sera:

- pastina o semolino o crema multi-cereali o crema di riso o di mais e tapioca: 4-6 cucchiai rasi,

- in 200-250 cc di brodo vegetale colato

- aggiungere olio extra vergine di oliva (1 cucchiaino da 5 ml), **un pizzico di sale**

- si possono aggiungere: 2 cucchiai di parmigiano , oppure 1 formaggino in vasetto o **2** formaggini Mio, oppure uno Tigre, oppure due cucchiai di ricotta o robiola o crescenza o Philadelphia Light, oppure due fette di prosciutto cotto omogeneizzato in casa

oppure

- uovo alla coque (cioè bollito 3 minuti), solo tuorlo , max 2 volte a settimana. Si raccomanda che l'uovo sia comprato nei normali circuiti commerciali e non sia uovo da pollaio familiare, se questo non è sottoposto a controlli sanitari.

- frutta.

Eventualmente verso mezzanotte avesse ancora fame può essere somministrato latte come al mattino.

Note sull'autore

Vincenzo Stile, Pediatra, *laureato in Medicina e Chirurgia nel 1983 preso la Prima Facoltà di Medicina e Chirurgia dell'Università di Napoli Federico II e Specialista in Pediatria dal 1987, presso questa stessa Università. Ha lavorato presso la Clinica Pediatrica dell'Università di Napoli, e dal1987 è Pediatra di base dell'ASL Salerno a Nocera Inferiore (SA, Italy).*

Indice

www.ingramcontent.com/pod-product-compliance
Lightning Source LLC
Chambersburg PA
CBHW021415170526
45164CB00002B/652